DÉCOUVERTE IMPORTANTE

DE MÉDECINE CURATIVE.

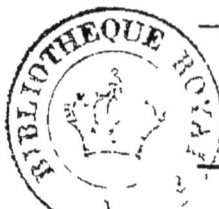

1835.

ROB JUNIPER,

RÉGÉNÉRATEUR DU SANG, DÉPURATIF DES HUMEURS ET ACRETÉS,

Préparé par Philippe JUMEL,

PHARMACIEN-CHIMISTE,

Sous les auspices du Docteur LOUIS de la Faculté de Paris,

Pour la guérison des Maladies chroniques, humorales; Affections de la peau, Teignes, Gales, Dartres, Coups de sang, Migraines, Goutte, Rhumatismes, Biles, Aigreurs d'estomac, Acretés de sang, Glaires, Vers, Hydropisies, Humeurs froides, Catarrhes, Surdité et Maladies des Yeux dépendant d'un virus; Pâles couleurs, Flueurs blanches, Laits répandus, Ulcères de matrice, Règles difficiles, Retours d'âge, Maladies secrètes, Écoulements, Chancres, Pustules, Maux de Gorge, Douleurs, Boutons, Bubons, Taches de la peau, et de tous les accidents causés par le mercure.

CONSULTATIONS GRATUITES,

PAR UNE SOCIÉTÉ DE MÉDECINS,

Les Lundis, Jeudis et Dimanches, de neuf heures à midi, et de sept à dix heures du soir.

S'adresser à la PHARMACIE DES DEUX-PORTES,

Rue des Deux-Portes-Saint-Sauveur, n. 4, près le passage du Grand-Cerf,

Entre les rues Saint-Denis et Montorgueil,

A PARIS.

ROB JUNIPER.

Qu'est-ce que l'observation,
si l'on ignore le siége du mal?
BICHAT.

Les médecins divisés d'opinions par des théo-
ries infantées par l'imagination plutôt que sage-
ment déduites de l'observation et de l'expérience,
paraissent avoir oublié, au milieu des controverses
de l'école, le but unique de l'art médical qui est
de porter remè e aux maux de l'humanité, et de
guérir les maladies.

Reconnaissant que dans le fluide sanguin est
la cause principale des affections morbides, au
lieu de chercher à le purifier quand il est altéré,
et à le débarrasser des humeurs acrymonieuses
qui portent le trouble dans nos organes, on l'éva-
cue à force de *saignées* et de *sangsues*, pratique qui

jette l'organisme dans la prostration, et prépare
pour l'avenir des longues maladies, suite de l'af-
faiblissement général et de l'appauvrissement du
sang.

Le sang est la source de la vigueur et de la vie :
de lui procèdent toutes les humeurs. Puisant les
premiers matériaux de sa composition dans l'estomac et les intestins, il achève de se constituer
dans le cœur et les poumons, pour être de là
lancé dans les organes et y porter les élémens de
la force et de la santé. Mais est-il altéré ? a-t-il
subi des changemens dans sa composition intime ?
les fonctions se troublent et languissent; la santé
se détériore, et la mort en est le résultat plus ou
moins immédiat. Le sang est une chair coulante,
écrivait le célèbre médecin Bordeu. Appliquons -
nous donc à le maintenir dans son état de pureté,
et cherchons à l'y ramener quand il s'en est
écarté.

Méditant dans le silence du cabinet les ouvrages
des grands médecins anciens et modernes ; des
Hippocrate, Gallien, Stholl, Baillou, Sydenham,
Hoffmann, Sauvages, Baglivi, Portal, Alibert,
Broussais, Culleffer, Battemann et Villan; éclairé
par les nombreuses découvertes de la chimie mo-
derne, faisant chaque jour des expériences aussi
multipliées que variées; enfin, après une longue
suite de travaux, nous sommes arrivés à préparer

un remède végétal, essentiellement régénérateur
du sang et dépuratif des humeurs. C'est avec
confiance que nous l'offrons à l'attention publi-
que, convaincus que nous sommes de ses vertus
curatives.

Le Rob Juniper (c'est le nom que nous don-
nons à ce médicament) régularise la circulation
du sang, favorise et active la transpiration cuta-
née et pulmonaire, excite la sécrétion des urines,
entretient la liberté du ventre, dissipe et chasse
les vents et les glaires, est curatif de la goutte et
des rhumatismes, en produisant des sueurs copieuses qui s'opposent à leur repercussion; fait
disparaître la gale, la teigne, les dartres, en dépurant la masse du sang; procure la guérison des
humeurs froides, abcès et vents des enfans. Par
sa vertu tonique, il est souverain pour les pâles
couleurs, fluœurs blanches, tiraillements d'estomac, digestions difficiles dépendant de la bile et
des saburres. Les affections scorbutiques, atoni-
ques, suite de faiblesse, disparaissent par son
usage. Il est le meilleur moyen de traitement des
maladies secrètes, dont il procure la guérison ra-
dicale, sans secousse, sans se déranger de ses oc-
cupations, et en peu de temps.

Il fait disparaître comme par enchantement les
ulcères, chancres, maux de gorge, écoulements,
pustules, taches de la peau, douleurs des os, bu-

bons, et tous les nombreux accidens produits par l'emploi du mercure. Cela peut se concevoir facilement lorsqu'on réfléchit que tous ces maux sont occasionnés par le virus vénérien, et le Rob étant essentiellement dépuratif et destructeur des virus.

Uniquement composé de sucs végétaux rapprochés au moyen d'un nouveau procédé, il ne contient aucune substance capable de porter le trouble dans l'économie.

Son usage est facile, sans odeur repoussante, d'une saveur agréable; légèrement toni-purgatif, il convient à tous les âges, tous les sexes, tous les tempéraments.

Indication Sommaire

DE QUELQUES MALADIES OU SON USAGE EST DES PLUS
UTILES.

*Dartres, Gales, Teignes, Boutons, Démangeaisons,
Affections de la Peau.*

Dépurant la masse du sang et corrigeant l'acreté des humeurs, le Rob fiat disparaître en peu de temps toutes ces maladies, même celles qui ont résisté au traitement de l'hôpital Saint-Louis.

Humeurs froides, Écrouelles, Carreau, Glandes, Surdité et Maux d'Yeux provenant du vice scrophuleux.

Ces affections graves chez les enfants , traitées par le Rob, se sont constamment améliorées au bout de quelques tems, et la persistance dans l'usage les a fait guérir complétement.

*Retours d'âge, Ulceres de matrice, Laits répandus',
Suites de Couches.*

En augmentant l'action de tous les excréteurs de l'économie, il prévient ou fait disparaître les maladies produites par ces diverses causes.

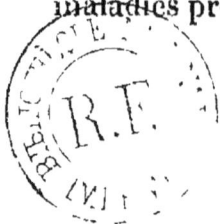

Goutte, Rhumatismes, Douleurs, Névralgies, Sueurs rentrées.

Produisant des sueurs copieuses, il chasse le virus de la goutte et des rhumatismes. Quelques ingrédiens du Rob sont fort employés dans le Nord par les docteurs Russes, contre ces maladies. L'eau d'Hudson, si vantée en Angleterre contre la goutte, n'est composée que d'un élément du Rob.

Digestions difficiles, Tiraillemens d'Estomac, Vents, Vers lombrics, Ver solitaire, Bile, Glaires, Goutte sereine, Migraine, Langue pâteuse, Difficulté de respirer, Hémorrhoïdes, Coups de sang, Constipation.

Ces diverses affections sont souvent la conséquence de l'état suburral et humoral de l'estomac et des intestins. La difficulté d'aller à la selle, accident si fréquent chez les personnes qui avancent en âge, est souvent la cause des coups de sang. Le Rob, par sa vertu laxative, prévient le danger. C'est de lui que l'on peut dire que l'on a son médecin chez soi.

Maladies secrètes, Ulcères, Bubons, Chancres, Maux de Gorge, Chute de Cheveux, Pustules, Végétations, Taches de la peau, Douleurs des Os Écoulemens, Flueurs blanches vénériennes.

Toutes ces maladies guérissent radicalement et promptement par l'usage du Rob qui augmente l'action des dépurateurs. Il fait disparaître tous les accidents causés par le mercure. On peut se traiter en travaillant, et dans le plus grand secret.

Mode de l'employer.

Le Rob Juniper se prend chaque jour à la dose de deux à six cuillerées à bouche, au moins une heure avant ou deux heures après les repas, pur ou étendu dans un verre d'eau ou de tisane.

Demi-dose pour les enfans de cinq à dix ans.

Dans les *Maladies de la peau* on le boit dans une

décoction de douce-amère, de gentiane ou de bardane.

Pour les *Humeurs froides,* on le mêle à une infusion de houblon.

Pour la *Goutte,* les *Rhumatismes,* on en met deux bonnes cuillerées dans une décoction de gayac ou de camomille.

Pour les *Glaires, Langue pâteuse, Embarras d'estomac et d'intestins, Coups de sang,* on fait fondre d ux gros de sel de guindre dans un verre d'eau, et on ajoute trois cuillerées de Rob.

Dans les *Maladies secrètes,* on peut le prendre dans de l'eau pure, pour éviter de faire des tisanes; on augmente seulement la quantité (quatre à huit cuillerées par jour).

Pour plus de renseignemens, on peut venir consulter *au Cabinet, rue des Deux-Portes-Saint-Sauveur, n° 4, au premier,* les lundis, jeudis et dimanches, de neuf heures à midi, et de sept à dix heures du soir.

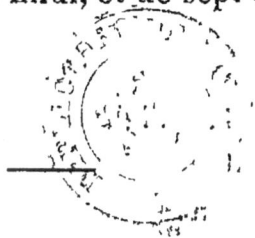

Nos consultations sont toujours *gratuites*, et nous nous empresserons de donner tous nos soins aux personnes qui viendront réclamer nos conseils.

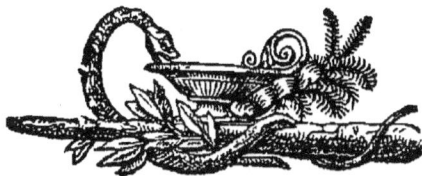

IMPRIMERIE DE STAHL, QUAI SAINT-MICHEL, N° 15.

www.ingramcontent.com/pod-product-compliance
Lightning Source LLC
Chambersburg PA
CBHW050419210326
41520CB00020B/6663